Ueber den

Lebensprozefs im Blute,

polemisch-didactische Erläuterungen

von

Dr. Carl Heinrich Schultz.

Mit einer illum. Kupfertafel.

Berlin, 1824.
Gedruckt und verlegt
bei G. Reimer.

Es ist sehr schwer, bei der ursprünglichen Darstellung einer Sache sogleich auf alle mögliche Zweifel und Widersprüche, welche in der Folge gegen dieselbe erhoben werden können, Rücksicht zu nehmen, und rein unmöglich sich gänzlich dagegen sicher zu stellen. Die Wahrheit in der Wissenschaft wird erst durch den Streit geboren, welcher eben die Dialektik ist, wodurch sich der Geist zur Beruhigung entschliefst. Darum war es mir längst angenehm, dafs sich gegen meine Darstellung des Lebensprozesses im Blute Stimmen erhoben, denen ich meine Gründe entgegenstellen konnte, die Sache zu erläutern nnd Mifsdeutungen vorzubeugen. Gleichwohl konnte ich, da das Meiste und der Aufmerksamkeit Würdige darüber nur mündliche Verhandlungen waren, zeither keine

Gelegenheit finden, mich öffentlich weiter auszusprechen, da ich mich nicht für berechtigt hielt, Privatmittheilungen öffentlich zu beurtheilen. Um so erwünschter ist es mir, daſs jetzt (Isis von Oken 2. Heft 1824) meine Schrift über den Lebensprozeſs im Blute einen ungenannten Gegner gefunden hat, dessen Kritik als eine Zusammenstellung der Einwendungen anzusehen ist, welche mir hier in Berlin bereits durch Ueberlieferung bekannt geworden sind. Ich erlaube mir also bei der Gelegenheit meine Erwiederungen ebenfalls öffentlich auszusprechen, und werde meine Bemerkungen an die Recension des Ungenannten knüpfen.

Was Rec. im Allgemeinen an meiner Schrift tadelt und lobt, lasse ich dahingestellt seyn, weil es individuelle Aussprüche und Meinungen sind, ohne die hinzugefügten Gründe. Ich bemerke nur, daſs ich in der Art zu philosophiren mit dem Rec. nicht übereinkomme; daſs ich z. E. Form oder Begriff des Lebens nicht für einerlei halten kann; daſs es ferner nach meiner

Denkungsart weder dynamische noch energische Begriffe, sondern allein vernünftige giebt, und ich auch in solchen Ausdrücken in meiner Schrift nirgends geredet habe. Rec. wirft mir vor, ich habe die Form oder den Begriff des Lebens im Blute richtig, den Inhalt aber falsch dargestellt. Dies ist in einer vernünftigen und zusammenhängenden Darstellung eine Unmöglichkeit und ich kann keinen richtigen Begriff von einer falschen Beobachtung, keine richtige Form von einem falschen Inhalte haben. Der Begriff entspricht entweder *seinem Objecte* (hier der Beobachtung des Lebensprozesses des Blutes) oder nicht. Im ersten Fall ist beides eins und richtig, im zweiten mufs, insofern der wahre Begriff erst aus der vernünftigen Zergliederung des Naturgegenstandes entstehen kann, durchaus beides falsch sein. Man könnte zwar nach einer vorgefafsten Meinung oder Vorstellung eine durchaus falsche Darstellung geben; aber eine leere Vorstellung ist kein Begriff und wäre diefs der Fall, so müfste doch der Begriff eben so falsch als der Gegenstand desselben sein. Rec. kann also unmöglich zusammenreimen, dafs ich von einer falschen Beobachtung des Lebensprozesses im Blute richtige Begriffe hätte. Entweder beides ist wahr, oder beides ist falsch; aus dem einfachen Grunde, weil die Sache und ihr Begriff identisch sind, und bei einem richtigen Begriff von einer falschen Beobachtung ist durchaus kein innerer und nothwendiger Zusammenhang aufzuzeigen.

Rec. findet in meiner Schrift ein persönliches und eigenwilliges Element darin, dafs ich gesagt habe, man hätte zeither den innern Verlauf der organischen Thätigkeiten im Blute, den Zusammenhang zwischen der Kraft und ihrer Aeufserung, nicht aufzeigen können; indem er auf Schelling, Walther, Oken, Esenbeck und Hegel hinweist, in deren Schriften von dem Begriff des Lebens und seiner Aeufserung an den Organismus bereits die Rede gewesen sei. Allein Rec. vergifst, dafs ich ja nicht von von dem Leben im Allgemeinen, sondern ganz im Besondern von dem Blutleben und von der Art gefchrieben habe, wie dieses durch den innern Verlauf seiner Thätigkeiten seine Kräfte äufsere, und hievon ist, meines Wissens in den Schriften jener Gelehrten nichts enthalten, was ich erst wiederholt hätte, ohne sie zu nennen. Dort ist nach Ideen gesagt, dafs sich das Leben überhaupt dem Organismus zur Erscheinung treibe, und ich habe von dem Prozefs in seinem innern Verlaufe gehandelt, wodurch das Blutleben ganz im Besondern sich äufsert und zwar nach Beobachtungen. Der Rec. glaubt zwar, dafs ich dadurch der deutschen Physiologie eine *Injurie* zugefügt hätte, von der er sie zu retten übernommen habe. Rec. versichert auch im Besitz des recht lebendigen Begriffes von dem Leben und so auch von dem Leben des Blutes zu sein, ohne jedoch diesen Begriff vor unsern Augen zu zergliedern. So lange diefs nicht geschieht, wird aber mein Vorwurf höchst gerecht, also durchaus keine Injurie (Unrecht) genannt werden können. Ich bemerke hierneben, dafs ich keineswegs jene naturphilosophische Schriftsteller, wie Rec. glaubt, aus Selbstgenügsamkeit in meiner

Schrift nicht aufgeführt habe, sondern weil der Gegenstand, den sie behandeln bei aller Allgemeinheit doch von dem meinigen, als einem ganz besondern, zu entfernt liegt, als dafs ich ihn in einer unmittelbaren Verbindung mit meinen Beobachtungen hätte bringen können, und dann ist es ja auch nicht meine Absicht gewesen, eine Geschichte der Physiologie, sondern eine eigene, ganz specielle Abhandlung über das Blut zu schreiben, mit der jene allgemeine Ideen vom Leben überhaupt, gar nichts zu thun haben. Wie sehr ich übrigens die Arbeiteiten der Vorgänger achte, und wie tief ich es fühle, dafs wir alle an den mühsamen Vorarbeiten der Vergangenheit und Gegenwart in der Wissenschaft eine hülfreiche Leiter haben, die Höhe, wonach wir streben, bis zu einem gewissen Puncte zu erklimmen, von wo unsere eigne Thätigkeit weiter fortgehen soll, das kann man an dem sehen, was ich pag. XII. der Vorrede zu meinem Buche gesagt habe. Was nützt es aber da, wo man selbst thätig sein will, über Andere zu reden? Was der

Rec. gegen meine historische Darstellung der frühern mikroskopischen Beobachtungen sagt, pafst auch nicht auf mich. Ich habe ja ausdrücklich gesagt, dafs ich gar keine solche historische Darstellung, die man in hundert andern Büchern finden kann, habe geben wollen, sondern blofs eine allgemeine Beurtheilung früherer Ansichten, und hier konnte ich füglich übergehen, dafs Döllinger unbestimmte Zweifel gegen das Serum aufgeworfen, ohne seine weitere Bedeutung zu verfolgen, und dafs Gruithuisen von den Verhältnissen des Serums zum lebendenden Blute beiläufig, aber eben so unbestimmt, gesprochen.

Bei der weitern Beurtheilung dessen, was ich über das Verhältnifs der Physiologie zur Chemie gesagt habe, was Rec. für das Beste und Gründlichste meiner Untersuchung hält, wünscht derselbe zu wissen, ob ich für Aerzte im Allgemeinen oder für Physiologen geschrieben habe? Ich antworte: weder für den einen noch für den andern, sondern allein für die Wissenschaft und ihre Verehrer. Wenn also nach des Rec. Meinung, was ich darüber gesagt, den deutschen Physiologen zur Unzeit kömmt, so wird es im nothwendigen Zusammenhange mit den übrigen Theilen der Schrift, auf den aber Rec. gar keine Rücksicht genommen, vielleicht von Anderen ganz zur rechten Zeit und am rechten Orte gefunden werden. Ich füge die Bemerkung hinzu, dafs ich die Meinung des Rec., nach welcher besonders die Aerzte am Krankenbette Belehrungen bedürfen, die den Physiologen überflüssig sind, nicht theilen kann. Am Arzt ist der Physiologe ein Theil, ohne welchen keine Gründlichkeit möglich ist, und in vielen Fällen möchte es manchen Physiologen, der nichts weiter sein will, eben so erspriefslich sein, über seine theoretischen Verirrungen den mahnenden Arzt zu hören.

Obgleich weiter Rec. im Allgemeinen meine Ansichten, dafs der Organismus nicht chemisch analysirt werden kann, billigt, so bleibt er doch dabei, dafs die Chemie ein wesentliches Requisit der Physiologie, am allermeisten die Chemie der organischen Theile in Bezug auf ihre nächsten organischen Bestandtheile sei! Ihr Nutzen sei beschränkend, limitirend, determinirend oder negativ. Wenn diese Vorstellung heifsen soll, die chemische Thätigkeit beschränke oder zernichte die organische, wie ich es auch für ganz richtig halte, so müfste es eigentlich heifsen, der Schaden des Chemismus für den Organismus bestehe in dieser Beschränkung seiner Thätigkeit, und daraus würde dann immer wieder folgen, das auch die Chemie, oder vielmehr die *chemische* Erklärung, der Physiologie, welche den lebendigen Organismus analysiren will, schädlich sey, in sofern durch chemische Zergliederung des Organischen sein immanenter Begriff gefunden werden soll. In dem Ausspruch des Rec., dafs zwar kein chemisch vitaler Prozefs, aber eine chemisch vitale Procedur des Physiologen existire, ist ein Widerspruch. Die Procedur des Physiologen hat ja keinen andern Zweck als den Verlauf der organischen Thätigkeiten aufzuzeigen; wenn also keine chemisch-lebendige Thätigkeit da ist, kann der Physiologe ja auch keine finden, er mag procediren wie er will. Im Uebrigen bin ich ganz mit dem Rec. übereinstimmend, wenn er sagt nicht in, sondern vor der Verdauung wirken chemische Thätigkeiten, und ich setze hinzu: ebenso nach der Ausscheidung (Secretion) der fremden Stoffe, und also kann man nur sagen, dafs der Organismus vor seinem Anfange und nach seinem Ende wo er noch nicht, oder nicht mehr im Kreise seiner selbst ist, Gegenstand der Chemie sein kann. Rec. hat mit Erstaunen von mir vernommen, dafs die sogenannte Säure im Magen eine wirkliche chemische Säure sei! Wie so? Soll es eine mechanische oder dynamische Säure sein? Was sauer schmeckt und riecht und Lackmuspapier röthet und Alkalien neutralisirt, ist sauer und eben darum chemisch.

Jetzt folgen nun in der Recension die wichtig gemachten Einwürfe, oder eigentlich blos Vorwürfe gegen die Wirklichkeit der innern Blutbewegung, welche der eigentliche Gegenstand meiner Schrift ist.

Hier soll Alles auf der einfachsten und bekanntesten Illusion ruhen, und das Licht wird als die Quelle des Scheins und der Feind der Wahrheit schrecklich geschildert! Davor soll man fliehen. Doch halt! Wir wollen sehen, ob nicht dennoch am Ende die Wahrheit im Lichte und im Schatten Schattenbilder gefunden werden, wenn wir die Einwürfe, wie unsern Gegenstand, dreist im Lichte besehen, so dafs an dem, der dem Schatten nachjagt, Ovid's Worte auch hier wahr werden: corpusque petens amplectitus auras. Doch zur Sache. Meinem Grundsatze, dafs man mit Zweifel an die Untersuchung gehen müfse, setzt Rec. mit einigen Umschweifen hinzu: dafs man auch mit der Sache, wie sie früher dargestellt, bekannt sein und vernünftig müsse denken können, weil er irrig glaubt, dafs ich diese Regel nicht beobachtet hätte, welche gewifs Jedem stille Voraussetzung ist. Jetzt kömmt dieser Ausspruch: „Es ist eine, Jedem, der längere Zeit mit mikroskopischen Untersuchungen beschäftigt war, ganz und gar bekannte Sache, dafs nichts so sehr geeignet sey, die durchsichtigen Dinge in ihrer wahren und scharf bestimmten Gestalt darzustellen, als ein mäſsiges von allen Seiten eintsrömendes von einem ebenen Spiegel reflektirtes Tageslicht, daſs umgekehrt in dem hellen wenn gleich von einem ebene Spiegel reflectirten Lichte der Sonne, wo die Strahlen nur senkrecht einfallen, und also alle Schatten als der einzige Grund der erscheinenden Begronzung in gleichartigen über und neben einander gelagerten, durchsichtigen Körpertheilen, durchaus wegfallen, alle Theilchen des Sehfeldes nicht nur in falschen Lichtern, sondern ohne alle Begrenzung als ein Formloses durcheinander erborgter Lichter und Farben erscheinen.“ Dieses Jedem zur Warnung! Nur ich, meint der Rec., sei ohne solche und ohne Vorsicht aus früheren Beobachtungen zum erstenmale an die Beobachtung des Kreislaufs im Frosche gegangen, bevor ich meine Beobachtung geschrieben. Wie Rec. diese irrige Vermuthung so geradehin als bestimmt aussprechen kann, erscheint bei seiner sonst ziemlich ruhigen Sprache, nicht wohl erklärlich. Ich berichtige diesen Irrthum durch das Bekenntniſs, daſs ich wenigstens ein Jahr lang mikroskopische Beobachtungen im Schattenlichte gemacht hatte, bevor ich das Sonnenlicht zum erstenmal versuchte, und daſs ich nach dieser Zeit noch drei Jahre unausgesetzt den Gegenstand, über den ich geschrieben, beobachtet hatte, bevor es mir in den Sinn kam, die Feder anzusetzen. Also jetzt zur Betrachtung des obigen Ausspruchs.

Da ich nicht gewohnt bin, auf die bloſse Versicherung ohne Gründe, daſs eine Sache ganz und gar bekannt sei, fortzubauen, so wird man mir erlauben, daſs ich zuvor diese Versicherung mit Gründen prüfe. Zuerst wollen wir sehen, wodurch sich denn das Tageslicht des Rec. von dem Lichte der Sonne unterscheidet, und hier findet sich sogleich, daſs damit nichts anderes gemeint sein kann, als das bei trübem Himmel durch die Wolken des Dunstkreises der Erde verdunkelte Sonnenlicht, also der Schatten, den die von dem reinen Sonnenlichte beschienenen Wolken auf die Erde werfen. Es ist also doch nur das eine und dasselbe Licht der Sonne, nur mehr oder weniger verfinstert. Wenn nun also diefs Sonnenlicht durch die Wolken einen grossen Schatten auf die Erde werfen kann, warum sollte es denn nicht im Stande sein, wie jedes andere Licht, auch die dunkleren Grenzen der zu beobachtenden Gegenstände unter dem Mikroscop als Schatten zu zeigen, wodurch ihre Gestaltung bezeichnet wird? Rec. scheint zu glauben: weil die Strahlen nur senkrecht einfallen, und bei dem Tages - (Schatten) Lichte nach seiner Meinung die Strahlen von allen Seiten kommen. Allein dieser Grund ist nicht der rechte; denn in den gewöhnlichen Zimmern, in denen wir mikroskopische Untersuchungen anstellen, fällt auch das Schattenlicht am Tage nur vertical auf den Spiegel, aus dem Grunde, weil es nur durch das Fenster einfällt, also nur von einer Seite her, indem im Hintergrunde gröfsere Dunkelheit ist: und unter diesen Umständen läfst sich auch bei hellem wie bei dunkelem Lichte nach Maafsgabe der Umstände am besten beobachten.

Dagegen

Dagegen ist an solchen Orten, wo wirklich das Licht von allen Seiten (mag es nun Schatten oder Sonnenlicht sein) nicht allein auf den Spiegel, sondern auch auf das ganze Instrument fällt, die Beobachtung immer sehr schwierig. Dieses ist der Fall, wenn man draufsen unter freiem Himmel, mikroskopisch beobachtet. Dies zu probiren, empfehle ich dem Herrn Rec., damit er sich überzeuge, dafs in Wahrheit nicht das von einer Seite und senkrecht auf den Spiegel einfallende, sondern gerade das von allen Seiten wirklich auf das ganze Instrument fallende Licht, die schattigen Grenzen der zu beobachtenden Gegenstände, an denen man eben ihre Gestaltung erkennt, aufhebe. Der Grund hievon ist dieser, dafs der Schatten, welcher durch das reflecktirte von unten auf das Objekt einfallende Licht des Spiegels oberhalb des Objekts, also zwischen diesem und dem bewaffneten Auge gebildet wird, durch das, von allen übrigen Seiten und ganz besonders gerade und schräg von oben auf das Objekt fallende Licht ganz oder theilweise wieder aufgehoben wird. Dadurch allein entstehen undeutliche Bilder, nach Mafsgabe der, durch das in entgegengesetzter Richtung zustömende Licht, wieder aufgehobenen oder in Halbschatten verwandelten Schatten. Man kann sich diese ganz einfache Sache an folgendem Beispiel deutlich machen. Man lasse Abends in einem durch Kerzenlicht erleuchteten Zimmer zwischen einer weifsen Wand und der brennenden Kerze irgend einen Gegenstand halten, dessen Bild nun in schattigem Umrifs auf die Wand fällt und dort deutlich sichtbar ist. Nun bringe man eine zweite brennende Kerze ins Zimmer, welche ihr Licht ganz oder theilweise auf den Schatten werfen kann, so wird natürlich, nach Maafsgabe der Intensität des Lichtes der verschiedenen Kerzen, der Schatten entweder ganz oder gröfstentheils aufgehoben werden. In einem Zimmer, wo mehrere Lichter brennen, kann man an hundert zufälligen Erscheinungen dieser Art ganz dasselbe sehen. Es ist also zuförderst falsch, wenn Rec. sagt, weil die Strahlen nur senkrecht einfallen; also müssen alle Schatten wegfallen.

Weiter nun aber, versichert Rec., sollen alle Theilchen des Sehfeldes nicht nur in falschen Lichtern, sondern ohne alle Begrenzung als ein formloses Durcheinander erborgter Lichter und Farben erscheinen. Dazu citirt Rec., um diesen Glauben noch mehr zu befestigen, folgende Stelle von Gruithuisen: „Es ist sehr sonderbar, daſs viele mikroskopische Beobachter sich von einem gewissen Phänomen so täuschen lassen, daſs sie auf ein blosses Phantom ganze Theorieen bauen. Dies Phänomen ereignet sich in sehr starkem Sonnen- und Lampenlichte, wenn man durchs Mikroskop undurchsichtige oder durchscheinende Körper betrachtet. Dann glaubt man alle Gegenstände beständen aus Aggregattheilen von geschliffenen Edelsteinen von allen Farben des Regenbogens. Bei sanftem Lichte sieht man diese glänzenden Partikeln anders geformt, so daſs jede Lichtveränderurg diese kleinsten Theile anders gestaltet und anders geformt darstellt. Die

Wirkung ist aber keine andere als die im Grofsen das Polyeder bewirkt, wenn man durch dasselbe ins Licht sieht, weil jeder feste Körper auf seiner Oberfläche weder absolut flach, noch in seinem Innern absolut gleich dicht ist.“ Hier also ist von glänzenden Farben und erborgten Lichtern die Rede. Ich aber habe von Gestalten und deren unter allen Umständen in farbenlosem Lichte sich gleichbleibenden Bewegungen geredet. Wie kann Rec. dadurch, dafs man im unreinen farbigen Lichte, was auf tausendfache Weise durch schlechte Mikroskope mit farbigen Gläsern und Unbekanntschaft mit der Reflexion des Lichts durch Hohlspiegel, welche gewöhnlich an solchen Mikroskopen vorhanden sind, entstehen kann, widerlegen wollen, was ich in reinem, durch keine Farben getrübtem Lichte beobachtet habe. Es ist ja eben die hohe Aufgabe der optischen Kunst und Wissenschaft gewesen, eine Achromasie der Gläser darzustellen, da Jeder, der die Grundsätze der Physik im Auge hat weifs, wie störend und lästig die Farbenerzeugung bei jeder Beobachtung, nicht allein durch Mikroskope, sondern auch durch Fernröhre ist. Darum danken wir Dollond, als den unsterblichen Erfinder der farblosen Gläser, noch heute und immer für den grofsen Dienst, den er der Wissenschaft und Kunst geleistet, dadurch dafs er eine Finsternifs erhellt hat, in der man sich Jahrhunderte mit blinder Hartnäckigkeit so wohl gefiel, dafs man, was er möglich und wirklich machte, als eine Unmöglichkeit eigensinnig läugnete! Der umsichtige Beobachter lernt nun zwar nach und nach über diese farbigen Hindernisse, welche dem Uneingeweihten ein so grofser Stein des Anstofses sind, wegsehen; aber dennoch möchte ich nicht in den Rath des Rec. stimmen, dafs man der vorzüglichen Instrumente zur Beobachtung nicht nöthig habe. Warum wählt sich denn der, der eine Brille nöthig hat, diejenige aus, welche am reinsten, aus dem besten Material, und mit möglichster Vollkommenheit geschliffen ist? Warum zieht er die farblose und helle einer andern, mit allen bunten Farben des Regenbogens, vor? Gewifs nicht, weil er durch die eine die Welt anders gestaltet erblickt als durch die andere, sondern weil ihm die farbige ein Hindernifs ist, die ewigen und unveränderlichen Gestalten eben in ihrer wahren Gestalt und möglichst rein zu schauen! Warum sollte der mikroskopische Beobachter anders denken und handeln? So sehr ich also auch die vollwichtige Stimme, die Rec. in dieser Sache zu haben glaubt, in Ehren halten möchte, so wird er mir doch verzeihen, dafs ich seine unmittelbaren Versicherungen nicht auf Treu und Glauben annehme, wo ich durch Vernunft und Erfahrung finde, dafs Andere, wenn gleich mit dem besten Willen und ernster Anstrengung, einen Weg gewandelt sind, der in die Wüste führt.

Ehe ich nun weiter gehe, will ich noch eine Frage zu beantworten suchen, welche mir Rec. gleichsam stillschweigend und ohne sich ihrer bewufst zu werden, aufgegeben hat, und nach deren Beantwortung er gewifs Anstand genommen haben würde, manche Aeufserungen, die er gemacht, niederzuschreiben. Es ist die Frage, worin denn eigentlich die Verschiedenheit des Bildes bei mikroskopischen Beobachtungen im Schatten und Sonnenlichte des Tages seinen Grund hat? Ich gehe von einer einfachen Beobachtung aus, die Jeder täglich machen kann. In einem bewohnten Zimmer sieht man da, wo das Sonnenlicht durch das Fenster scheint, dafs die Luft mit einer Menge der feinsten Staubtheilchen fast gleichförmig beladen ist, welche durch die Bewegung, in welcher die Luft durch allerhand mechanische Ursachen versetzt wird, darin schwebend erhalten werden. Diese feinen Staubtheilchen sieht man in der Stubenluft bewohnter Zimmer, weder überhaupt beim Schattenlichte des Tages noch an den nicht von dem Sonnenschein erleuchteten Stellen des Zimmers. Da diese Erscheinung des schwebenden Staubes mit unbewaffneten Augen im Sonnenschein beobachtet wird, so kann in ihre Wirklichkeit kaum Jemand wagen einen Zweifel zu setzen. Gleichwohl ist sie an den schattigen Stellen nicht eher sichtbar, als bis die Sonne allmählig weiter rückt, und sie verschwindet an den Stellen, wo die Sonne fortrückt, ebenso als sie überhaupt im Schatten nicht sichtbar ist. Nun wird wohl Jeder einsehen, dafs dieser Staub in der Stubenluft nicht nur allein gerade an der Stelle, wo die Sonne scheint, vorhanden sei, sondern auch in allen übrigen Theilen des bewohnten Zimmers verbreitet, und dafs er blofs durch das Sonnenlicht sichtbar werde, wie im Schattenlichte unsichtbar, aber nicht erst durch das Sonnenlicht entstehe. Ferner giebt es aber auch gewisse spezifisch sehr leichte andere Dinge, aufser dem feinen Staub, welche schon im Schattenlichte des Tages in der Zimmerluft schwebend sichtbar sind, wie man z. E. in einem Schlafzimmer, wo Federbetten gerüttelt werden, an den oft lange umherfliegenden feinen Federn sehen kann; aber auch diese Erscheinung ist in der Abenddämmerung nicht mehr sichtbar, ebenso wie der feine im Sonnenlicht erscheinende Staub im Schattenlichte des Tages nicht sichtbar ist. Worin hat dieses seinen Grund? Wir sehen die Körper und ihre Gestaltung, insofern das sie erleuchtende Licht von ihnen abgehalten wird, seine Stralen zu unserm Auge zu senden, wodurch eben an ihrer Begrenzung dunkleres Licht oder Schatten entsteht, oder indem die Umgebung des Gestalteten dunkel und es selbst heller ist, ohngefähr so, als wenn man eine weiſse Zeichnung auf schwarzem Grunde macht; also überhaupt durch den Gegensatz von Licht und Schatten. Din• welche das Licht durchlassen, sind darum nur entweder durch ihre Farben oder gar nicht sichtbar, sofern ihre äuſserste Begrenzung nicht den Schatten wirft. Nun giebt es aber eben so viele Grade zwischen der völligen Durchsichtigkeit und Undurchsichtigkeit, als es Grade zwischen Licht und Finsterniſs giebt. Bei der gröſsten Finster-hört am Ende aller Schatten wie bei der höchsten Durchsichtigkeit auf, eben so wie bei gleichen Graden der Undurchsichtigkeit und des Schattenlichtes, weil in diesem Fall das leuchtende

Licht schon durch Verfinsterung (z. E. vermittelst der Wolken an einem trüben Tage) in demselben Grade schattig als der Körper undurchsichtig geworden ist. Sollen also die Körper überhaupt gesehen werden, so ist durchaus erforderlich, dafs das Licht nicht in demselben Grade schattig als der Körper undurchsichtig ist, weil in diesem Fall kein neuer Schatten durch den Körper entstehen kann, wodurch seine Gestalt sichtbar würde. Die erste und oberste Bedingung aller Sichtbarkeit vorhandener Gestalten ist also, dafs das beleuchtende Licht heller als der beleuchtete Körper, oder der beleuchtete Körper undurchsichtiger sein müsse, als das beleuchtende Schattenlicht. Gleiche Trübung des Lichts zur Finsternifs und der Durchsichtigkeit zur Undurchsichtigkeit heben durchaus alle Möglichkeit der sichtbaren Erscheinung auf. Aus diesem Grunde wird ein Körper oder seine theilweise Gestaltung in einem desto schattigeren Lichte sichtbar sein, je undurchsichtiger er ist, und umgekehrt, je mehr ein Körper durchsichtig oder je weniger er trübe ist, desto heller wird das Licht sein müssen, in dem seine begrenzte Gestalt wahrgenommen werden soll. Wenden wir diefs zunächst auf die Erklärung der oben angeführten Erscheinung an.

Die feinen Staubwolken, welche in den bewohnten Zimmern schweben, sind so hell und durchscheinend, dafs das gewöhnliche Schattenlicht des Tages selbst dunkler ist und also können sie unmöglich durch dieses sichtbar werden, weil die Dunkelheit des Lichtes gröfser, wenn auch nur gleich ist, der substantiellen Trübung des Staubes. Hier wird also kein Schatten desselben in dem selbst schattigen Lichte des Tages sichtbar. Sobald aber die Sonne darauf scheint, ist in ihrem reinen Lichte auch die wenig trübe, durchsichtige Substanz des Staubes sichtbar, eben weil nun auch diese geringe Trübung in dem helleren Lichte Schatten erzeugt. Umgekehrt aber sieht man in einem Schlafzimmer die gröfseren Federn der Betten auch beim Schattenlichte des Tages umherfliegen, weil sie selbst dichter und undurchsichtiger sind, und also auch in einem trüben Schattenlichte gesehen werden können durch ihren noch dunkleren Schatten. Es ist diefs derselbe Fall, aber umgekehrt, den man im sogenannten Halbschatten hat, wo ein dunkler Schatten in einem helleren gesehen wird, wie eine dunklere durch eine hellere Wolke, überhaupt jedes dunklere durch ein weniger dunkleres Medium. Man beschatte durch ein vor ein Kerzenlicht gehaltenes Flortuch eine Wand, so hat man einen matten Schatten; man halte nun, gleichviel hinter oder vor dem Flortuche, wenn nur zwischen dem Lichte und der beschatteten Wand, einen völlig undurchsichtigen Körper z. E. eine Hand, so wird man den dunkleren Schatten in dem helleren sehen, wie man im Schattenlichte des Tages ganz undurchsichtige Körper sieht.

Nun ist es aber möglich und wirklich, dafs der eine und derselbe Gegenstand aus Theilen von verschiedener Durchsichtigkeit nach Mafsgabe ihrer gröfseren oder geringeren Dicke und Stärke oder anderer Verhältnisse, besteht, und bei diesen ist es dann auch ganz natürlich, dafs sie in einem helleren und dunkleren Lichte verschieden aussehen müssen, weil im Schattenlichte nur die gröberen dunkleren Umrisse, im Sonnenlichte zugleich die feinere und durchsichtigere Gestaltung der Substanz sichtbar sein mufs. Dieses ist nun mit allen organischen Körpern und Gebilden der Fall und hier kommen wir zur Lösung der oben aufgeworfenen Frage. Vergleichsweise denke man sich die oben *berührten* Staubwolken, welche nur im Sonnenlichte sichtbar sind und innerhalb dieser Staubwolken noch andere gröbere Theile in der Luft schwebend, welche auch im Schattenlicht sichtbar sind. Dann kann man es sich unmittelbar zur Anschauung bringen, dafs die feineren organischen Theile nur im hellen, die zusammengesetzten hingegen und darum undurchsichtigeren auch im Schattenlichte sichtbar sein müssen.

Weiter. Rec. führt nun einige richtige, aber ihrer wahren Bedeutung nach nicht gewürdigte, und andere falsche Thatsachen auf, welche die Wirklichkeit der innern Gestaltung und Bewegung organischer Säfte als Schein und Täuschung darstellen sollen. Dabei leitet ihn nebenher der falsche Grundsatz, daſs, im Fall die von mir beschriebenen Erscheinungen auch noch auf irgend eine andere Weise künstlich hervorgebracht werden können, sie selbst nothwendig falsch sein müſsten. Ohngegefähr ebenso, als wenn man sagen wollte, das Gewitter könne unmöglich einschlagen weil man eine ähnliche Erscheinung durch eine Electrisirmaschine zeigen könne; oder daſs die Erde unmöglich rund sein und sich bewegen könne, da es auch andere Himmelskörper gebe, an denen dasselbe Statt finde, oder weil man sich einen Globus machen und diesen auch herumdrehen könne. Das meiste Gewicht scheint Rec. auf folgende Erscheinung eines mattgeschliffenen Glases zu legen, bei der ihm jedoch Grund und Zusammenhang unbekannt geblieben ist. Durch Mattschleifen der Oberfläche einer Glasscheibe nämlich kann man ihr, wenn die Operation auf einen sehr feinen Stein vorgenommen ist, die Eigenschaft ertheilen, ähnliche kugliche Gestalten zu zeigen, wenn man sie durchs

Mikroskop besieht, als in den organischen Theilen von mir beschrieben sind. Das ist richtig und hat folgende Ursache. Durch das Schleifen des Glases wird seine Oberfläche nicht, wie Rec. meint, in eine gleichmäfsig trübe Fläche verwandelt, sondern diese Trübung entsteht durch den sich von der Glassubstanz abschleifenden Staub, der sich in die dadurch hervorgebrachten Erhabenheiten und Vertiefungen einschleift und eben durch das Schleifen nothwendig auch kugelrund werden mufs. Dafs nun die feinen Glaskügelchen auch wirklich als Kügelchen erscheinen, wundert mich ganz und gar nicht, eben weil sie Kugeln sind, und in der Erscheinung also sich den Blutkügelchen mehr oder weniger ähnlich zeigen müssen. Uebrigens zeigt jedes mattgeschliffene Glas nach Maafsgabe des gröberen oder feineren Schleifsteins oder eines andern dazu angewendeten Materials auch himmelweit verschiedene Gestalten, sowohl an Gröfse als Form, wovon der Grund leicht einzusehen ist. Wasser, was man auf ein solches Glas bringt, macht in dieser Erscheinung ganz und gar keine Veränderung und es ist durchaus falsch, wenn Rec. glaubt, dafs durch, über ein solches mattgeschliffenes Glas mechanisch fortströmendes, Wasser dieselben Bewegungen der Kügelchen wie im Blute sichtbar zu machen seien.

Reines Wasser, welches, ohne fremdartige Theile zu enthalten, gleichviel in welchem Lichte, besehen wird, zeigt weder innere Gestaltung noch Bewegung; das reine Glas eben so wenig, und dasselbe gilt von allen unverletzten Krystallen, den reinen Harzen und Gummiarten, deren Oberfläche nicht mechanisch zu Pulver gerieben ist; ferner dem Weingeist; den reinen ätherischen und fetten Oelen u. s. w. Auch zeigen letztere von diesen Dingen selbst dann keine Gestaltung, wenn sie andere organische und chemische Stoffe wirklich aufgelöst enthalten, nur im Fall sie organische Theile mechanisch beigemengt enthalten, so sieht man deren innere Gestaltung wie immer, aber ohne eine andere als die ihnen durch das mechanische Fortfliefsen der Flüssigkeit mitgetheilte Bewegung. Also in allen den oben genannten Dingen, welche wirklich keine innere Gestaltung

staltung haben, kann auch das reinste Sonnenlicht eine solche nicht sichtbar zeigen, zum Beweise, daſs das Sonnenlicht nicht wie Rec. glaubt diese Gestalten macht, sondern daſs sie da, wo sie wirklich vorhanden sind, bloſs durch dasselbe sichtbar werden.

Hiernach ist zu beurtheilen was Rec. noch ferner mit Bewunderung über das Erscheinen dieser Gestalten in andern thierischen und Pflanzentheilen sagt, welche entweder für sich oder mit Flüssigkeiten vermengt, betrachtet werden. Ueberall wo organische Theile betrachtet werden, müssen sich deren Gebilde in derselben ursprünglichen Gestaltung zeigen, und darum begreife ich nicht, wie sich Rec. so sehr über die Entdeckung freuen kann, daſs in einem Kaffeedecocte, in welchem gepulverte Kaffeebohnen herumschwimmen, auch jene ursprüngliche organische Gestaltung der Kaffeebohnen als Pflanzentheile sichtbar ist. Man nehme übrigens ein reines Kaffeedecoct, wie jeden beliebigen andern Pflanzenabsud, welcher keine Pflanzentheile mechanisch beigemengt enthält, und man wird darin vergebens jene Erscheinung, die Rec. überall zu finden glaubt, suchen.

Wenn aber Rec. ferner auch die Bewegungen, welche ich im Blute beschrieben habe, überall da sehen will, wo nur die ursprüngliche organische Gestaltung zum Vorschein kommt, so muſs es ihm offenbar an gutem Willen fehlen, eine äusserlich mitgetheilte Bewegung durch einen Wasserstrom, der organische Theile fremdartig beigemischt enthält, von der selbstthätigen Bewegung im Blute zu unterscheiden. Der Laie mag durch eine oberflächliche Anschauung eines mit vielen todten organischen Theilen, z. B. mit dem Milchsafte der Pflanzen, beladenen Wassers, welches bei hellem Licht mechanisch, schnell vor dem Gesichtsfelde unter dem Mikroskop vorbeiflieſst, eine entfernte Aehnlichkeit zwischen dieser mechanisch mitgetheilten und jener innern Bewegung im Blute finden; wer aber schon öfter durchs Mikroskop gesehen hat und beide Erscheinungen etwas näher vergleicht und in ihrer Wahrheit auffaſst, der wird jenen Schein bald fahren lassen. Die innere Blutbewegung in einem ausgeflossenen auf dem Glasschieber ausgebreiteten Blutstropfen, dauert fort, wenn auch gar keine strömende mehr da ist; sie wird in gleich hellem Lichte nach und nach langsamer und langsamer und hört am Ende ganz auf. Sie ist ewig eine und dieselbe, hervorgebracht durch das einfache Vereinigen und Sichtrennen aller untereinander und mit dem Gefäſs zusammenhängenden Kügelchen, und, was die Hauptsache von Allem ist, man sieht nicht selten, daſs sich einige Kügelchen bewegen, während andere, welche dicht daneben liegen, ruhen, da doch wenn diese Bewegung ein durch das Licht hervorgebrachter Schein sein soll, die Bewegung bei gleicher Beleuchtung nicht allein fortdauern, sondern auch über das ganze Gesichtsfeld gleichmäſsig und ohne ruhende Theile verbreitet sein müſste. Von Allem diesen kann der ruhige Beobachter, in einem Gemenge von Wasser und Pflanzentheilen, das er unter dem Mikroskop vorbeifliefsen läſst, nichts finden. Hier ist die gröfste Mannigfaltigkeit in den mechanischen Bewegungen, je nachdem das Wasser nach dieser oder jener Richtung einen Haufen organischer Theilchen mit sich fortreifst. Dafs dieses, wenn es den Augen schnell und ohne dafs es genau beobachtet werden kann, vorüberflieht, eben so wie die innere Blutbewegung, wenn sie noch in voller Lebendigkeit schnell vor sich geht, als ein undeutliches Flimmern erscheint, gebe ich zu, und habe es vom Anfang an selbst mit nachdrücklichen Worten gesagt. Aber es ist ja hier wie überall. Wer kann in der schnellsten Aufeinanderfolge der Erscheinungen alles Einzelne und Besondere unterscheiden, in der Naturbeobachtung wie im gemeinen Leben, wer kann z. E. einem höchst gewandten Taschenspieler in der geübten Schnelligkeit, mit der er uns seine Experimente vormacht, ohne Weiteres seine Künste ablernen? Darum beobachte man die Bewegungen in ihrer Langsamkeit, kurz vor ihrem gänzlichen Aufhören, und dann wird man finden, worin jenes Flimmern seinen Grund hat, wie ich es ja auch schon ursprünglich so deutlich auseinander gesetzt habe, daſs ich hier nichts hinzuzusetzen brauche.

Die ganze Summe der Einwürfe, mit denen Rec. gegen mich triumphirt, ist übrigens, wenn man auch das gründlichste und thatsächlichste heraushebt und die so geradezu angenommenen Versicherungen und Meinungen abrechnet, nicht im entferntesten geeignet, dasjenige mit richtigen Gründen zu widerlegen, was ich in meiner Darstellung gesagt habe. Vollwichtige Stimmen, daſs das Licht täusche, können nichts widerlegen; ich sage und beweise umgekehrt, daſs man sich im Finstern täusche; daſs ein organischer Theil in seiner ursprünglichen Gestaltung, wenn er auch nicht mehr lebt, wie der andere aussieht, ist richtig, und beweist nicht, daſs diese Gestalt Sinnestäuschung sey. Die Versicherung, daſs das Sonnenlicht die Gestalten und Bewegungen mache, wird niemand ohne gründliche Auseinandersetzung, warum und auf welche Art denn dadurch solche Scheinbilder entstehen sollten, glauben. Rec. selbst sieht diese Scheinbilder nach seiner Meinung, nur da, wo sie in Wirklichkeit sind, aber doch will er sie nicht als solche anerkennen. Daſs die Glaskügelchen auch wirklich als solche erscheinen, ist ein Beweis für die Richtigkeit, nicht für die Falschheit meiner Ansichten; denn es beweist, daſs durchsichtige Körper durchaus nur im reinen, hellen Lichte in ihrer wahren Gestalt erscheinen: man besehe ein solches mattgeschliffenes Glas im Schattenlichte des Tages unter dem Mikroskop, und man erkennt nichts als eine undeutlich verworrene Trübung, obgleich man im Voraus weiſs, daſs doch die geschliffenen Glasstäubchen nothwendig rund aussehen müssen, sobald man sie in ihrer wahren Gestalt zu sehen bekommt. Also das Schattenlicht zeigt die Glasstäubchen nicht in ihrer wahren Gestalt und dasselbe ist es auch mit den ebenso durchscheinenden Bluttheilchen; denn diese sehen im Schattenlichte ebenfalls wie das mattgeschliffene Glas aus, nämlich wie eine ungestaltete Masse. Ich stelle dem Herrn Rec., weil Alles am besten durch Gegensätze ins Licht gesetzt wird, so sein Experiment umgekehrt entgegen und ziehe es in den Kreis meiner Beweisgründe gegen ihn herüber.

Rec. legt nun sein Glaubensbekenntniſs von den Blutkügelchen ab. Er sagt, sobald man das Objekt nicht im intensiven Lichte der Sonne betrachtet, strömen die Kügelchen einfach in ihren mechanischen Verhältnissen vor dem Sehfelde vorüber, ohne Spur der zitternden Bewegung, so nackt, so begrenzt, so ohne Theilnahme und dennoch so klar und deutlich etc., wenn die Theile nur in der gehörigen Beleuchtung (nämlich mit dem Schattenlichte) betrachtet werden. Um hier alles, was Rec. noch weiter darüber sagt, zusammenfaſsen, so heiſst es ferner: „das Serum ist, wenn man will, der mütterliche Boden wie man von der Erde sagt, daſs sie die Mutter der Menschen sei. Die Blutkügelchen sind nur, insofern sie sich aus dieser Mutter verjüngen und vermöge ihres organischen Bodens und Elements ihre bestimmte Individualität sich selbst bewahren." „Es ist kein Uebergang des einen Blutkügelchen in das andere, sondern die Blutkügelchen sind durchaus individuell und nur abhängig in wie fern sie an das Element des Serums gebunden sind." „Die Blutkugel stirbt als individuelle, indem sie gerinnt, aber ihr Sterben ist zugleich ihr schönster und energischter Lebensact." „Auch sieht man zuweilen eine zweite Art von Blutkügelchen, die viel dünner und gestreckter, auch dunkler sind, und bei anderer Beleuchtung verschwinden". „Der Blutstropfen muſs um seiner Gerinnung vorzubeugen, so schnell unter das Mikroskop gebracht werden, daſs die Blutkügelchen ihre besonderen Stoſskräfte, die ihnen vom Herzen aus mitgetheilt werden, nicht aufgegeben haben, und nach allgemeinen mechanischen Gesetzen ihre Bewegungen bis zur endlichen Ruhe fortsetzen. (!) Gleichwohl sind wir weit davon entfernt, den Blutkügelchen ihre besondere individuelle Bewegung abzuläugnen. Wir haben diese in dem ausgeflossenen Blute über allen Zweifel gesehen; nur ist das Meiste, was man schon früher von der eigenthümlichen Bewegung der Blutkügelchen gesagt hat, durchaus auf eine ganz andere und mechanische Rechnung zu schieben." Wenn man diese überall in der Kritik des Rec. umhergestreuten Bekenntnisse über die Kügelchen im Blute zusammensucht und nebeneinanderstellt, so findet man, dafs sie eigentlich gar nicht zusammengehören, nicht ohne die gröfsten Widersprüche zu zeigen nebeneinander gestellt werden können und dafs, obgleich sie alle über das Eine sich selbst gleiche Blut gemacht sind, sie dennoch ohne allen innern Zusammenhang sind. Doch zunächst von dem was Rec. beobachtet hat. Die Blutkügelchen sollen einfach in ihren mechanischen Verhältnissen ohne Spur der zitternden Bewegung vor dem Sehfelde vorüberfliefsen. Eine zitternde Bewegung haben die Blutkügelchen wirklich nicht und ich habe ihnen auch eine solche nirgends zugeschrieben Das Zittern erscheint nur indem sich alle

Bluttheilchen mit der gröfsten Schnelligkeit so gegen einander bewegen, dafs man eben in dieser Flucht der Bewegung des Ganzen, die Bewegung der einzelnen Kügelchen nicht unterscheiden kann, wovon ich bereits vorhin geredet habe. Man mufs sie beobachten, wenn sie sich langsam bewegen. Dem Rec. gehen nun diese eigentlichen innern Bewegungen des Blutes im Finstern an den Augen vorüber und also kein Wunder, dafs alles mechanisch und beziehungslos getrieben erscheint, weil aus den oben angegebenen Gründen die lebendige Gestaltung und Bewegung nicht gesehen werden kann. Man sieht in dem Blutstrom nichts als eine krümliche Masse, weil es zu dunkel ist, das was weiter in ihm vorgeht zu bemerken. Im Safte der Chara sieht man auch nichts als dunklere Kreise, welche die Luftblasen, die im Safte schwimmen, umgeben, und zwischen ihnen sieht man eine trübe Flüssigkeit ohne innere Gestaltung und Bewegung, wenn man es im Schatten besieht. Um sich zu überzeugen, dafs man die innern Bewegungen blofs defshalb nicht sieht, weil das Schattenlicht dunkler als der Saft selbst ist, darf man nur den Spiegel gegen das helle Licht umdrehen und sehen. Dafs aber Rec., weil er diese innern Bewegungen durchaus nicht sehen will, zu eigenthümlichen Stofskräften, die den Blutkügelchen vom Herzen mitgetheilt sein, und sich noch im schon ausgeflossenen Blute zeigen sollen, die nach mechanischen Gesetzen ihre Bewegungen bis zur endlichen Ruhe fortsetzen, seine unmittelbare Zuflucht nimmt, das steht mit der Wissenschaft in einem eben so gewaltigen und harten Widerspruch als es durchaus unvereinbar mit dem ist, was Rec. kurz zuvor und hernach wieder bekennt, nämlich dafs die Blutkügelchen ein individuelles Leben und Sterben haben sollen. Wie will sich Rec. hier mit sich selbst, mit der Wissenschaft und mit der Natur vereinen? Wie kann das Herz den Blutkügelchen, um zunächst hiebei stehen zu bleiben, unmittelbar Stofskräfte mittheilen, da nach des Rec. Vorstellung die Blutkügelchen nur beziehungslos vom Serum getragen werden? Dann könnte das Herz doch nur dem Serum Stofskräfte mittheilen und die Blutkügelchen müfsten dahin, wohin sie das Serum triebe. Oder soll dieses seine Stofskräfte erst wieder als etwas Selbstständiges auf die Blutkügelchen übertragen? Wie wäre dann noch eine Wirkung derselben in dem ausgeströmten Blute möglich? Und wenn wir über alle diese Widersprüche hinwegsehen, was sollen denn die Blutkügelchen mit den Stofskräften, die ihnen Rec. hinwiederum Individualität und Selbstständigkeit giebt? Weder durch die eine noch durch die andere von beiden Vorstellungen und noch viel weniger durch beide zugleich kann die mindeste Auskunft über den Bildungsprozefs des Blutes und seine Verhältnisse zum Organismus gegeben werden. Wenn die Blutkügelchen eine individuelle Natur haben, so können sie unmöglich als ein Theil des Organismus zugleich begriffen werden, da sie dann von Infusionsthierchen und Eingeweidewürmern nicht zu unterscheiden wären, und wie sie durch Stoſskräfte mit den Theilen des Organismus in Verbindung kommen sollen, ist eben so wenig einzusehen. Es scheint, als ob es Rec. hier mit zwei Partheien in der Physiologie hätte halten wollen, bei welcher Gelegenheit er es mit beiden verdorben hat.

Mit dem, was Rec. über die Propulsionskraft des Blutes sagt, gegen mich und gegen Andere, möchte auch schwerlich Jemand einverstanden sein können. Er sagt: „Eine Propulsivkraft, die in dem lebendigen Verhältniſse des lebenden Blutes zu den lebenden Gefäſsen begründet wäre, ist ein reines Unding, eben so wie eine Propulsivkraft, die im Blute allein gelegen wäre. Die Propulsivkraft der Blutkügelchen geht von nichts aus als von dem Herzen und, was wenigstens von den meisten Thieren gilt, von den Gefäſsen; ihr Product ist ein mechanisches wie sie selbst eine rein organische ist.“ Wenn man das Absprechende und Willkührliche aus dieser Sentenz herausnimmt, so bleibt keine gründliche Seite übrig. Warum ist denn die Propulsivkraft, die ich ausführlich zergliedert habe, ein Unding? Kielmayer würde fragen, wie bewegt sich denn das Blut in den Thieren, die kein Herz haben und wie bewegt sich der Saft in den Pflanzen. Ich frage, wie bewegt sich das Blut in abgeschnittenen Theilen? ohne einmal auf den Mangel aller folgerechten Ableitung in diesem Satze Rücksicht zu nehmen. Wenn die Thatsache da ist, daſs sich auch ohne Herz, das Stoſskräfte mittheilen kann, Blut fortbewegt, warum soll sie nicht aus der sichtbaren Wechselwirkung des Blutes und der Gefäſswandungen erklärt werden können? Uebrigens thut mir Rec. offenbares Unrecht, wenn er sagt, ich habe die Propulsionskraft des Herzens und der Gefäſse verschmäht. Ist das nicht verständlich genug, wenn ich p. 59 meiner Schrift gesagt habe: das Herz läſst sich's nicht abdisputiren, daſs es die Bestimmung habe, das Blut in dem ganzen Organismus zu verbreiten, und jedem Organ, so viel es zu seinem Lebensprozeſs braucht, zuzuführen, und man erkennt die Gewalt, mit der das Blut durch die Arterien getrieben wird, auch unter dem Mikroskop an der ungemeinen Geschwindigkeit der arteriellen Ströme u. s. w. Aber wo will denn Rec. seine Stofskräfte für die Blutkügelchen hernehmen, wenn der Zusammenhang des strömenden Blutes mit dem Herzen aufgehoben ist? Müfste hier nicht das Blut, eben so wie des Rec. Erklärung gänzlich ins Stocken kommen, wenn keine andere Bestimmungen vorhanden wären? Wo sind denn hier die klaren Begriffe des *Rec.*, von denen er glaubt, dafs ich sie verdrängt hätte? Die Art, wie ich den Uebergang der Bluttheilchen durch das Gefäfs in die Substanz und das Anwachsen beobachtet habe, erklärt Rec. für richtig; aber meint, dafs ich um consequent zu sein dieses auf alle Bluttheilchen, die über das Gefäfs hinausgingen, ausdehnen müfste. Wo und wie leitet denn Rec. eine solche Consequenz her? Ich brauche nichts anzunehmen, was ich nicht beobachte, und es ist also durchaus umsonst, was er noch gegen diese Consequenz, welche er mir aufdringen will, erinnert. Meine Darstellung der Capillargefäſse, als in beständiger Auflösung durch die Wechselwirkung mit dem Blute begriffen, wodurch dieses die Gefäſse durchdringt, hält Rec. für einen Irrthum. Dafür meint er: die Capillargefäſse oder besser, die intersubstantiellen Gänge des Paremhyms, haben keinen Bestand oder nur eine ephemere Existenz. Ist das was wesentlich Anderes als was ich gesagt habe? Wozu den Capillargefäſsen ein anderer Name ohne Grund gegeben werden soll, weiſs ich nicht, und daſs diese eine ephemere (?) Existenz haben, kann doch eben nur in ihrer Auflösung durch das Blut begründet sein.

Weil Rec. in der Beobachtung, daſs in getrennten thierischen Theilen die Blutbewegung noch eine Zeitlang Statt finde, wahrscheinlich einen Stein des Anstoſses für seine Stoſskräfte findet, so expedirt er sich kurz damit, daſs dies wohl nicht lange dauern möge. Aber es mag so kurz oder so lang dauern als es will, so will die Thatsache erklärt sein, uud so lange ich nicht

nicht sehe, dafs eine andere aus Gründen fliefsende Ableitung dieser Erscheinung gegeben werden kann, werde ich diejenige, welche ich gegeben, als die rechte ansehen. Einen mir sehr wohl bekannten Versuch, nach welchem nämlich, wenn man durch eine Ligatur z. E. um den Schenkel eines Frosches schnell zugleich den Kreislauf so unterbricht, dafs die Continuität der beobachteten Theile mit dem übrigen Körper nicht aufgehoben ist, die Blutbewegung dennoch gröfstentheils fast augenblicklich stockt, führt Rec. noch an, um zu zeigen, dafs meine (?) innere Bewegung des Blutes eine grundlose sei. Wer wird behaupten, meint er, dafs das Blut durch den Druck auf den Gefäfsstamm sein eigenstes Leben verloren habe. Wenn es dieses nun aber hat, wie kann man deutlicher und klarer die innere Bewegung in demselben sehen, als wo ihm die äufsere strömende ohne Abbruch seines eigensten Lebens genommen ist? §. 39 meiner Schrift aber steht: Es zeigt sich ein bestimmter Zusammenhang beider Bewegungen im Blute; die fortströmende Bewegung in den Haargefäſsen abgeschnittener Theile eines Thieres hört in einem und demselben Moment mit der innern Wechselwirkung der Bluttheilchen auf; so lange die innere Bewegung des Blutes dauert, dauert die äuſsere strömende auch und umgekehrt etc. Dieſs brauchte ich blos anzuführen, um Rec. die Sache zu erklären; aber ich will noch folgendes hinzufügen, zur Erläuterung des Umstandes, daſs in dem gegebenen Fall die Blutbewegung aufhört, nicht aber wenn man gewisse Theile ganz abschneidet und sie dann beobachtet. Nämlich durch die Ligatur wird plötzlich nicht allein der Zufluſs, sondern auch der Rückfluſs des Blutes durchaus zugleich gehemmt, und durch dieses mechanische Hinderniſs ist also das unterhalb der Ligatur in den Gefäſsen befindliche Blut so von allen Seiten fest eingeschlossen, daſs eine Bewegung dadurch unmöglich wird. Indem nun die innere Bewegung durch die Wechselwirkung der Bluttheilchen mit dem Gefäſse innerlich zusammenhängt, so ist es gar kein Wunder, dafs mit der strömenden auch die innere Bewegung aufhört. Rec. scheint die innere Bewegung so ganz zufällig und nebenher zu betrachten, als ob sie der strömenden auf eine rein äufserliche Weise, ohne organischen Zusammenhang, blos beigesellt wäre. Da nun aber dennoch, wenn gleich geringe Bewegungen eine kurze Zeit nach dem Anlegen der Ligatur Statt finden, so schreibt er diese der Zusammenziehung der Gefäfse zu, von der aber durchaus nichts zu sehen ist, während er die sichtbare innere Bewegung ganz aufser Acht läfst. Rec. spricht zwar hin und wieder davon, dafs er eine innere Bewegung gesehen habe, diefs sei aber nicht die innere des Verfassers. Wenn er doch diese neue innere Bewegung beschrieben, ihr Verhältnifs zu derjenigen, welche ich beschrieben, und ganz vorzugsweise ihren Zusammenhang mit dem Blutleben überhaupt deutlich und haltbar aufgezeigt hätte! Dann könnte begreiflich gezeigt werden, welcher Unterschied zwischen beiden Statt finde und er selbst würde entweder im Stande gewesen sein, gründlich die Falschheit meiner Beobachtungen, oder ich den Ungrund der seinigen aufser allen Zweifel setzen. Dazu wäre gerade hier der passendste Ort gewesen, wo Rec. es darauf angelegt hat, einen Irrthum von mir zu zeigen, zu welchem Zweck ihm nichts als ungegründete Zweifel, einseitige Meinungen und Versicherungen, die wir nicht auf Treu und Glauben annehmen können, zu Gebote stehen.

Wo die Blutkügelchen in verschiedenen Schichten liegen, meint Rec., müsse überall die scheinbare zitternde Bewegung erscheinen. Den Grund davon führt er nicht an. Aber wir haben ja so eben das Beispiel an dem durch Unterbindung zum Stillstehen gebrachten Blute gesehen, wo selbst Rec. vergebens das Zittern und den physiologischen Wirrwarr suchte. Nun können doch nirgends mehr als in einem dicken Blutstrom die Blutkügelchen, wenn auch nicht in verschiedenen Schichten, doch in Haufen nach einer andern Ordnung übereinander liegen; warum, frage ich, mufs nicht auch hier das scheinbare Zittern und der physiologische Wirrwarr zu sehen sein? Antwort. Weil beides hier wirklich nicht vorhanden ist, weil die Natur hier den Befehlen des Rec. nicht gehorcht.

Zu meiner Darstellung des Resorptionsprozesses wird Folgendes gesagt: die Resorption des Organischen, der integrirenden Theile, ist nicht, denn so wäre ja ein Unterschied des Parenchyms und der Gefäfsendigungen, was längst allgemein aus der Erfahrung und Beobachtung verworfen ist. Aber es ist eine Resorption des Fremdartigen in oder durch Gefäfse, denn diese beiden können in dem Begriff nicht eins sein, wie Capillargefäfse und Parenchym und es mufs gleichgültig sein, ob man sage, diese Resorption geschehe durch Gefäfse oder durch Parenchym, da diese Dinge auch vom Dr. Schultz als identisch betrachtet werden. In diesem Zusatz irrt Rec. gewifs, denn dafs Parenchym und Gefäfse einerlei seien, habe ich nie gedacht und auch nie gesagt. Uebrigens hängt die ganze hier unmittelbar und ohne Beweise ausgesprochene Vorstellung des Rec. nicht im Entferntesten mit dem zusammen, was ich über die Art, wie die Resorption geschehe, gesagt habe. Während Rec. davon sprechen will, bringt er etwas ganz Anderes zum Vorschein. Doch will ich dieses ebenfalls aufmerksam betrachten. Kurz zuvor bezeugt mir Rec., dafs es wahr sei, was ich gesagt, dafs man oft plötzlich in einem ganz ruhigen Theil des Gebildes eines lebenden Thiers unter dem Mikroskop sich mit einem Male ein Haufen organischer Urtheilchen von der übrigen Substanz ablösen, den Prozefs der Wechselwirkung unter sich und mit ihren Umgebungen anfangen und fortsetzen, mit dem Blute in Wechselwirkung treten und darin übergehen sehe; er führt diefs sogar als etwas Wohlbekanntes an, und dennoch sagt er hier: es ist keine Resorption der integrirenden organischen Theile, sondern blos des Fremdartigen; und zwar aus welchem Grunde denn nicht — weil ja so ein Unterschied des Parenchyms und der Gefäfsendigungen wäre, was längst verworfen sei! Wird ein Mensch, der entweder durch Krankheit oder sonstige mangelhafte Ernährung völlig abgemagert ist, es sich darum abstreiten lassen, dafs seine Gebilde resorbirt worden sind, weil kein Unterschied zwischen den Gefäfsen und dem Parenchym mehr vorhanden, sondern längst von den Physiologen verworfen ist? Gewifs nicht Warum ist denn aber kein Unterschied des Parenchyms und der Gefäfsendigungen? Wenn Rec. hier der Meinung ist, dafs das Blut an den Peripherien des Körpers ins Zellgewebe und ohne Gefäfse ströme, so widerspricht er ja seiner kurz vorher gegebenen Versicherung, dafs im Capillarsystem sich eben durch die Contraction der Gefäfse das Blut noch fortbewegen solle. Rec. nimmt also Gefäfse an, wo er welche braucht, sonst werden sie auch beliebig verworfen. Nach meiner Beobachtung strömt das Blut immer in Gefäfsen und es existirt im Körper kein Blut ohne Gefäfse, wie keine Gefäfse ohne Blut. Zwischen beiden ist ein so höchst innerlicher Zusammenhang, daſs sie im Begriff wie in der Organisation unzertrennlich sind. Darum ist auch das Kreislaufsystem ein durchaus in sich zurückkehrendes und geschlossenes Ganze und es ist mir unbegreiflich, wie Rec. von wirklichen Endigungen der Gefäſse sprechen kann, die gewiſs nur in seiner Vorstellung existiren. Wo sollen denn diese Endigungen — und wenn man Endigungen hat, so braucht man ja auch wieder Anfänge —, wo sollen also beide sein? Wo setzt Rec. hier die Grenze fest, an der die Gefäſse zu Parenchym und umgekehrt werden, oder sich in dasselbe verlieren und wieder aus demselben entstehen sollen? Zwar sind die feinsten Gefäſse nicht mehr wie die gröſsern durch eine sich um den Strom zeigende dicke Grenze zu erkennen; aber der Grund davon ist leicht einzusehen, wenn man bedenkt, daſs die Wandungen in beständiger Wechselwirkung mit dem Blute und so zart sind, daſs sie ihre innerste Gestaltung wie das Blut selbst zeigen, eben weil ihr Gefüge nicht so fest und undurchsichtig ist als bei den größeren Gefäßstämmen, deren Wände dicken Schatten werfen. Demnach kann also die Resorption des Fremdartigen von der Resorption der Gebilde nicht als wesentlich verschieden betrachtet werden, wie Rec. will. Auch taugt die Vorstellung gar nicht, daß überhaupt etwas Fremdartiges von den Blutgefäßen unverändert resorbirt werde. Damit kann hier nur das verdaute und innerlich im Darmkanal gestaltete und assimilirte verstanden werden, denn daß ganz fremdartige Dinge von Blutgefäßen eingesogen werden, läßt sich nicht unmittelbar beobachten und ist aus dem Grunde unwahrscheinlich, weil man nicht einsieht, durch welche Thätigkeit die fremden Stoffe in die Blutgefäße geradezu hineingeleitet werden sollten. Doch darüber will ich nicht streiten, weil hier keine zuverläßigen Gründe vorhanden sind.

Wie Rec. den innern Zusammenhang des Blutes mit den Gefäßen läugnet, so macht er es auch mit der Verbindung der Blutkügelchen untereinander. Er hält durchaus an den Schattenbildern fest, daſs es im lebenden Blute schon räumlich gesonderte Kugeln sein sollen, die im ausgeflossenen Blute eben so äuſserlich an einanderliegend und zu sehen sein sollen. Ich kann darauf nur antworten, daſs das Schattenlicht aus den oben angegebenen Gründen nicht hinreicht, die wahre innere Gestaltung des Blutes zu zeigen. Mit Recht kann man aber hier, wie überall unmittelbar einwerfen, daſs mit den äuſserlichen Ansichten von dem beziehungslosen Herumtreiben des Blutes und seiner Theile kein einziges physiologisches und pathologisches Phänomen vernünftiger Weise erklärt und eingesehen werden kann. Wie will man bei solchen Vorstellungen z. E., um nur eine aus der Masse von Erscheinungen herauszugreifen, erklären, daſs ein gänzlich abgehauener Finger wieder anheilt? Die Wundflächen dürfen hier nicht früher aufeinander gepaſst werden, als bis die Blutung steht und mithin bis die Gefäſsmündungen geschlossen sind. Nun muſs doch aber durchaus das Blut des Körpers mit dem Blute des abgehauenen

Fingers wieder in Gemeinschaft und Wechselwirkung treten; wie soll dieſs nach solcher Ansicht geschehen. Einmal sind die Gefäſsmündungen geschloſsen und wären sie das auch nicht, so können sie doch nicht wieder so aufeinander gepaſst werden, daſs das Blut aus den Mündungen des Stumpfes in den abgehauenen Theil mechanisch hineingetrieben werden könne, und wenn dies alles möglich wäre, wie soll denn aus diesen mechanischen Umtrieben der Lebensprozeſs begriffen werden? Man erwiedere nicht, durch einen unmittelbaren Lebenseinfluſs. Dieser ist erstens problematisch und zweitens kann es kein körperliches Leben ohne etwas Körperliches, und seine immanenten Bestimmungen geben, oder wenigstens ganz und gar nicht begriffen werden, und mit so etwas kann sich kein denkender Physiologe begnügen. Dieser Lebenseinfluſs ist eben das was erklärt sein will, und durch ihn ist die Erklärung der Sache selbst nur weiter hinausgeschoben aber nicht begriffen. Um dem Zweifel gegen die Wirklichkeit meiner Beobachtung einer zugeheilten Wunde in der Schwimmhaut des Frosches zu begegnen, welchen Rec. durch die Versicherung aus eigener Erfahrung aufwirft, dafs sich nicht leicht bei einem Thiere Beobachtungen unter dem Mikroskop in heilenden Wunden anstellen lafsen, will ich genau erzählen, wie ich es gemacht habe. Die Schwimmhaut wurde auf ein dazu bestimmtes Messingblech, wie solches bei vielen Mikroskopen dazu vorhanden ist, ausgespannt, indem die Zehen mit seidenen Fäden umschlungen, und diese durch die dazu in dem Messingblech vorhandenen Löcher gezogen und festgebunden wurden. Das Blech hat eine Oeffnung an der Stelle, wo die Schwimmhaut über dasselbe gespannt ist, um das Licht von unten einfallen zu lassen. Der ganze Fufs wird auf das Messingblech mit schmalem Seidenband, welches nicht einschneidet und die Gefäfse zuschnürt, befestigt, der Frosch selbst wird während der Beobachtung auch festgebunden oder blos festgehalten. Zwischen die Schwimmhaut und das Blech, an der Stelle, wo es die Oeffnung hat, schob ich eine schmale Glasplatte, und auf dieser schnitt ich die Längswunden durch einfache Schnitte in die Schwimmhaut, so dafs das dabei ausfliefsende Blut immer auf dem Glase bleiben mufste. So wurde von Zeit zu Zeit beobachtet, und in der Zwischenzeit der Frosch mit seinem Körper freigelassen, aber mit dem Fufs an der Messingplatte festgebunden, öfters ins Wasser gesetzt und so am Leben erhalten.

Nach des Rec. Vorstellung ist, wie schon oben beiläufig erwähnt, im lebenden Blute das Serum schon vorhanden, und die Kügelchen schwimmen darin als abgesonderte Körper umher. Um es zu sehen soll man einen Blutstropfen vorsichtig im Schatten besehen und am Rande desselben das Serum gewahr werden. Ja in den Gefäfsen junger Frösche soll man zuweilen gar keine Blutkügelchen, sondern blofses reines Serum fliefsen sehen. Allein was Rec. hier als Blutkügelchen beschreibt, das sind Haufen übereinander liegender Bluttheilchen, die schon im Schattenlichte wegen ihrer gröfseren Undurchsichtigkeit sichtbar sind, wogegen der gleichmäfsig ausgebreitete Theil des Blutes in seiner innern Gestaltung völlig unsichtbar bleibt, so dafs es scheint, er bilde leere oder mit wasserhellem Serum erfüllte Räume. Ganz dieselbe Erscheinung hat man, wenn man eine mattgeschliffene Glasplatte, wie oben davon die Rede gewesen, im Schattenlichte unter dem Mikroskop besieht. An den Stellen, wo sich die Glaskügelchen mehr gehäuft haben, erscheinen dunklere Stellen als zerstreut umherliegende Körper, und zwischen diesen sieht man gar keine Gestaltung, und ich wette, wenn ich Recensenten eine solche Glasplatte vorlegte, ohne ihm zuvor zu sagen, was es sei, so würde er die helleren Zwischenräume für Serum halten. In diesem Fall wissen wir nun aber durchaus wie die Glaskügelchen in ihrer wahren Gestalt aussehen müssen, und dafs durchaus kein Serum zwischen ihnen ist, sondern dafs man blos die Täuschung davon im Schattenlichte hat. Die helleren Räume sind alle mit Glasstäubchen erfüllt, nur sind sie dünner verbreitet, zwischen den dichtern Haufen gelagert, wie man bei heller Beleuchtung sieht. Dasselbe gilt von den Blutkügelchen in einem auf dem Glasschieber ausgebreiteten Blutstropfen. Man beleuchte ihn hell und man wird sehen, dafs das vermeintliche Serum, durch und durch ebenfalls aus lauter Blutkügelchen besteht. Es ist diefs derselbe Fall, wie mit dem Safte in der Chara. Dieser sieht im Schattenlichte auch wie Serum aus und darum gab ihm Corti den Namen Lymphe; aber seine wahre innere Gestaltung und Bewegung geht dem Beobachter hier unbemerkt im Schatten vor den Augen vorüber und ist nur im hellen Lichte zu bemerken. Eben so ist es mit dem Serum was Rec. bei einem jungen Frosche ohne Blutkügelchen fliefsen sah. Also die Existenz des Serums im lebenden Blute wird durchaus von der reinen und täuschungsfreien Beobachtung nur widerlegt und nicht bestätigt. Uebrigens ist das klare Serum, wie es sich nach der Gerinnung im Blute bildet, durchaus ohne alle innere Gestaltung und durchsichtig wie Wasser, so daſs es schon deswegen ganz auſser dem Kreisn wirklicher mikroskopischer Beobachtung liegt.

Rec. hält nun die Gerinnung für das Wesentlichste in dem Lebensprozeſs des Blutes und führt darüber folgende Vorstellungen an. Die Gerinnung sei unabhängig von der Temperatur, dem Aufhören der Bewegung, dem Einfluſs der Luft, und lediglich abhängig von dem Mangel, eines von den Gefäſsen ausgehenden Lebenseinflusses. Gleichwohl sei die Gerinnung ein Lebensact, welcher auch in den Gefäſsen gesetzt wäre, wenn das Blut hier nicht zur Ernährung bestimmt sei. In den Gefäſsen sei das Blut nur in einer Dynamis (Kraft) befangen, die Energie (Aeuſserung der Kraft) sei seine Gerinnung und komme so nur sparsam als Ernährung zum Vorschein, aber in ihrer ganzen Möglichkeit in der Gerinnung auſser dem Körper. Der von den Gefäſsen ausgehende Lebenseinfluſs erhalte das Blnt flieſsend und seine Negation (warum nicht Mangel) sei die Position (Dasein)

sein) der Gerinnung. Die Flüssigkeit des Blutes sei aber auch durch Vernichtung seines eigentlichen (hat es auch ein uneigentliches?) Lebens, wodurch es selbst nach der Negation des Lebenseinflusses der Gefäſse nicht seine Kraft in der Gerinnung äuſsern könne (oder wie Rec. sich ausdruckt: nicht energetisch in die Gerinnung eingehen könne) möglich, und dieſs sei der Fall in den vom Blitze und besondern Giften Getödteten. —

Was zunächst die Vorstellung betrifft, daſs die Gerinnung von der Einwirkung der physikalischen Thätigkeiten nicht, sogar nicht von dem Aufhören der Bewegung, sondern nur von dem fehlenden Lebenseinfluſse der Gefäſse abhängig sei, so ist dieser Lebenseinfluſs nichts, als eine unmittelbare und unklare Voraussetzung, in der weder gezeigt wird, wie er denn von den Gefäſsen zu dem Blute hinüber komme, noch viel weniger aber auf welche Art er das Blut vor der Gerinnung beschützen, oder w i e dieser Lebenseinfluſs als etwas dynamisches seine Kraft äussern soll. Paſst es nicht haarklein auf dieses eigene Bekenntniſs des Rec. was ich in meiner Schrift dieser Erklärungsart vorgeworfen und was Rec. oben als eine Injurie so sehr tadelt, nämlich, daſs der innere Zusammenhang zwischen der Kraft (denn des Rec. Lebenseinfluſs kann doch nichts anderes als eben dynamisch sein) und ihrer Aeuſserung, der innere Verlauf des Lebensp r o z e s s e s nicht habe aufgezeigt werden können? Wo ist die Brücke, über welche der Lebenseinfluſs von den Gefäſsen zu den sichtbaren Aeuſserungen des Bildungsprozesses im Blute herüber kommen soll? Daſs es so nach des Rec. Vorstellung sein soll, können wir ihm auf sein Wort nicht glauben, bevor er nicht die Sache in ihrem begreiflichen Zusammenhang darstellt. Nun aber die ferneren Widersprüche. Rec. sieht mit andern die Gerinnung erst, als den wahren thätigen Lebensact des Blutes an, und dieser Act soll durch den Lebenseinfluſs der Gefäſse auf das Blut verhindert werden; letzterer soll einzig und allein nur fehlen müssen, wenn der Lebensact der Gerinnung wirklich werden soll. Wie kann also ein Lebenseinflufs den andern zernichten? Weiter aber soll selbst das Aufhören der Bewegung des Blutes, welche doch Rec. mit mir als die einzige wirkliche Lebensäufserung desselben ansehen mufs, nicht die Gerinnung veranlassen, und dennoch könnte solche, wenn sie ein Lebensact des Blutes wäre, unmöglich ohne Bewegung zur Wirklichkeit kommen.

Indem nun Rec. die Flüssigkeit des Blutes im Allgemeinen der Gerrinnung desselben gegenüber gestellt, soll erstere nach ihm auf zweierlei Art 1.) durch den Lebenseinflufs der Gefäfse und 2) durch Vernichtung seines eigentlichen Lebens vermittelst des Blitzschlages und der Gifte möglich sein. Wer sieht nicht ohne weitere Ueberlegung sogleich, dafs die beiden Zustände der Flüssigkeit des Blutes im gesunden lebenden Körper und in den vom Blitz und Giften getödteten Leichen, himmelweit von einander verschieden sein müssen! Erstere ist eine lebendige und letztere eine faule und todte, und wenn man auch mit Rec. annehmen wollte, daſs Gährung und Fäulniſs lebendige Zustände der Materie seien, in sofern durch sie neue Geschöpfe wie die Infusorien ins Dasein gerufen werden, wer wird denn diese Vorgänge mit dem lebendigen Zustande des Blutes im ungetrennten Organismus vergleichen wollen? Und wenn man mit Rec. gar annehmen wollte, daſs Gährung und Fäulniſs solche lebendige Prozesse seien, wodurch todte und chemische Produkte erzeugt werden, so wird man in diesen Vorstellungen um so weniger innern Zusammenhang und begreiflichen Inhalt finden. Ich für meinen Theil glaube, daſs der Zustand des sogenannten aufgelösten flüssigen Blutes der vom Blitz Erschlagenen und von narkotischen Giften Getödteten unmittelbar derselbe sei, welcher an dem aus gesunden Thieren genommenen Blute über kurz oder lang nach der Gerinnung eintritt, wo sich nämlich durch vollständige Fäulniſs der ganze Blutkuchen wieder mit dem Serum vermengt, und in eine gleichmäſsige stinkende Masse verwandelt. Dieser Zustand wird durch die tödtende und zernichtende Kraft des Blitzes und der narkotischen Gifte unmittelbar herbeigeführt, ohne dafs die Gerinnung zuvor erfolgen könnte, weil in dem einen Fall das Leben langsam und allmählig in dem andern mit einem Schlage plötzlich zu Grunde gerichtet wird.

Die Einwürfe, welche ich so eben betrachtet und beseitigt habe, bestanden hauptsächlich darin, dafs die innere Gestaltung und Bewegung, welche ich im Blute beschrieben, durch das Licht hervorgebrachte Scheinbilder und zwar aus dem Grunde seien, weil man auch in andern organischen Theilen dieselbe innere Bildung finde und man sich ähnliche Gestalten durch die Kunst machen könne. Von einer andern Seite ist mir Herr Dr. Neunzig in seiner zu Bonn erschienenen Inauguraldissertation (Dissertatio inauguralis referens de sanguine varriisque fluidis animalibus experimenta microscopica, quam praeside D. Christiano Friedr. Harlefs pro gradu doctoris medicinae scripsit Josephus Neunzig, Dusseldorpiensis. Cum imagine aere excusa) entgegen gekommen. Hier wird stillschweigend zugestanden, dafs man nur im Sonnenlichte die wahre innere Gestaltung des Blutes sehen könne; denn Verf. hat, wie man an seiner Abbildung sieht, im Sonnenlichte beobachtet und er ist auch damit übereinstimmend, dafs die ursprüngliche Gestaltung aller organischen Theile gleich der im Blute sei. Er erkennt ferner die Bewegungen, welche man im hellen Lichte sieht, für richtig an, und hält sie deswenicht für äusserlich und mitgetheilt, weil sie in verschiedenen und mannichfaltigen Richtungen vor sich gehen; aber die weitere Verfolgung und Zergliederung der Bewegung konnte ihm nicht gelingen, und ebenso hat Hr. Dr. Neunzig auch die innere Gestaltung nicht ganz richtig beobachtet, wie wir sogleich bei näherer Betrachtung des uns interessirenden Theils seiner Schrift sehen werden.

Was der Verfasser über das Blut sagt, theilt er zweckmäfsig in zwei Theile, von denen der erste „de structura sanguinis organica“, handelt. Er hält, wie man an der von ihm gegebenen Abbildung (fig. 2.) sieht, die Blutkügelchen für gesondert nebeneinander liegende Theile. Allein dieſs ist nicht richtig. So wenig in dem reinen, und nicht (mit Wasser) vermischten ausgeflossenen, als in dem noch in dem Gefäſse enthaltenen Blute, sieht man die Kügelchen als geschlossene Kreise in Form gesonderter Theilchen, wie es Hr. Dr. Neunzig abgebildet hat. Sondern alle Kügelchen hängen auf die mannigfaltigste Weise untereinander zusammen, wie ich es in der daneben befindlichen Figur (F. 1.) mit Hülfe einer an meinem Mikroskope befindlichen Camera lucida, genau abgebildet habe. Nie sieht man ein Kügelchen als einen für sich fertigen und geschlossenen Kreis, sondern es ist ihre Gestalt, wie ihre Gröſse höchst verschieden, je nachdem ihre Vereinigungen und Trennungen mehr oder weniger vollständig zu Stande gekommen sind, wodurch die Veränderungen in der Gestalt hervorgebracht werden. So wie man aber den

Blutstropfen mit Wasser verdünnt, so werden dadurch sehr bald die zusammenhängenden Kügelchen mechanisch auseinander gerissen und nun sieht man sie als völlig geschlossene, elliptische oder eiförmige Kreise, getrennt im Wasser herumschwimmen. Gesetzt man wollte nun mit dem anonymen Recensenten meiner Schrift sagen, die Blutkügelchen erscheinen deshalb untereinander zusammenhängend, weil sie in Haufen unter und übereinander liegen, so bemerke ich, dafs der aufmerksame Beobachter es sehr bald unterscheidet, wenn diefs der Fall ist, durch die Verworrenheit und Undeutlichkeit des Bildes, welches durch die gegenseitige Deckung der übereinander liegenden Bluttheile in dem dadurch zugleich verdunkelten Lichte hervorgebracht wird. Dafs man aber nicht einzelne Kügelchen ohne Wasser durch andere mechanische Hülfsmittel z. E. durch rasches Ausbreiten und Umherziehen eines Blutstropfens auf dem trockenen Glasschieber losmachen und sehen kann, habe ich nicht gestritten, und diefs ist auch eben nicht schwer zu erklären, da die Sonderung durch Wasser auch weiter nichts als eine mechanische Trennung ist; allein die ganze Masse eines Blutstropfens kann man auf diese Weise nicht in gesonderte Kügelchen zertheilen, wie es durch das Wasser sehr wohl angeht. Nun aber sieht man doch in dem mit Wasser vermischten Blute, selbst wenn die Kügelchen in gröfseren Haufen über und nebeneinander liegen, sehr wohl, dafs sie alle ohne zusammenhängend und vereinigt zu sein, als völlig gesonderte Theile daliegen, warum sollte denn dies nicht mit dem reinen Blute ebenfalls der Fall sein, wenn die Kügelchen hier wirklich gesondert wären? Allein abgesehen von allen diesem, so sieht man an der, mit ihrer Bewegung verbundenen Veränderung der Gestalt, (welche Herr Dr. Neunzig ebenfalls richtig gesehen hat, wie er p. 8 seiner Dissertation deutlich sagt) dafs diese nur durch die Vereinigungen und Trennungen der unter einander zusammenhängenden Blutkügelchen wirklich wird.

Dafs das Serum sich erst nach dem Tode des Blutes bilde, läugnet Herr Dr. Neunzig ebenfalls und behauptet, die Blutkügelchen im lebenden Blute schwimmen im Serum. Sein Grund ist folgender. Man sieht nicht selten, dafs zwischen zwei Blutkügelchen ein heller Zwischenraum erscheint. Dieser Raum kann nicht mit Luft erfüllt sein, und also mufs Serum vorhanden sein, in welchem die Kügelchen schwimmen. Wie Hr. Dr. Neunzig die Blutkügelchen abgebildet hat, erscheinen zwischen ihnen allerdings leere Räume; aber wie das Blut wirklich aussieht und an der von mir beigefügten Figur zu sehen ist, erscheinen nirgends leere Zwischenräume, wenn man die innere Gestaltung genauer betrachtet. Die durchsichtigen Stellen sind überall von dunkleren Grenzen, als dem Schatten, welchen der Umfang der Blutkügelchen wirft, umgeben, und ihr Inhalt ist weder leerer Raum noch Serum, sondern die durchsichtige Substanz der Blutkügelchen selbst. Herr Dr. Neunzig wird übrigens das Unrichtige seiner Vorstellung bald selbst eingestehen, wenn er auf folgenden Widerspruch aufmerksam ist. Er selbst sagt §. 23. seiner Dissertation völlig richtig, dafs alle übrigen organischen Gebilde dieselbe innere Textur wie das Blut haben, z. E. die Muskeln u. s. w. Nun wird er doch auch zugeben müfsen, dafs in diesen festen Theilen zuweilen ebenfalls leere Räume zwischen den Kügelchen von ihm gesehen werden, und um consequent zu sein, würde er diese auch hier mit Serum müssen erfüllt sein lassen, und dabei wird man die Unmöglichkeit und Unrichtigkeit seiner Meinung bald einsehen, indem Niemand zugeben wird, dafs in jedem lebendigen thierischen festen Theil wie im Blute Serum vorhanden sei. Die leeren Räume sind wirklich nur scheinbar, und überall mit der durchsichtigen Substanz der Blutkügelchen oder überhaupt der organischen Theile erfüllt und hier ist noch an kein Serum zu denken. Sobald man das Blut nur aufmerksam in seiner Bewegung betrachtet, verschwinden übrigens die scheinbar leeren Räume für das Serum augenblicklich, und man sieht deutlich, daſs die Bluttheilchen ihr eigner Grund und Boden sind, auf dem und in dem sie sich bewegen. Was nun die Bewegung der Blutkügelchen betrifft, von denen Hr. Neunzig unter der Ueberschrift „de vitalitate sanguinis“ handelt, so hat er eine wunderbare Bewegung derselben (miram globulorum sanguinis agitationem) in mannichfaltigen Richtungen beobachtet; allein weiter beschreibt er diese nicht und sagt blos, daſs er eine Vereinigung und Trennung nicht gefunden habe. Hier kann ich freilich nicht genug empfehlen, die Bewegungen in ihrer möglichsten Langsamkeit zu beobachten, während sie im Aufhören begriffen sind; denn es ist durchaus unmöglich die Bewegungen während ihrer gröſsten Schnelligkeit und Lebendigkeit zu verfolgen. Hier sieht man wohl, daſs es sich bewegt, aber wie es sich bewegt, entschwindet dem Auge, und das Ganze erscheint als ein bloses Flimmern in mannichfachen Richtungen wie Hr. Dr. Neunzig es auch gesehen hat. Wer die Bewegungen z. E. in dem Mesenterium einer Maus, wo sie selbst im

Aufhören noch ziemlich lange mit Ruhe zu beobachten sind, betrachtet, wird die Vereinigungen und Trennungen der einzelnen Kügelchen, aus der damit verbundenen Veränderung ihrer Gestalt, leicht erkennen und nicht für Täuschung halten.

Wie die Blutkügelchen über das Gefäfs hinausgehen und sich mit den Gebilden vereinigen, und umgekehrt, wie die Gebilde sich wieder auflösen und mit dem Blute in Wechselwirkung treten, hat Herr Dr. Neunzig auch nicht beobachten können. Hier geräth er mit dem Rec. meiner Schrift in Widerspruch, denn dieser hat, nach seinem Geständnifs, diese Erscheinungen nicht nur selbst gesehen, sondern bemerkt noch, dafs diefs eine längst wohlbekannte Sache sei, die ihre völlige Richtigkeit habe. Sie ist auch eben nicht schwer zu beobachten, besonders in der Schwimmhaut eines Frosches, die man längere Zeit aufmerksam betrachtet, sobald der Frosch noch lebendig und kräftig genug ist.

Und somit beschliefse ich denn meine Gegenbemerkungen und empfehle sie einer überlegten Prüfung und Beurtheilung derer, welche sich für diesen eben so wichtigen und einflufsreichen, als an sich höchst anziehenden Theil der physiologischen Wissenschaft näher interessiren wollen. Dafs das reine farbenlose Sonnenlicht uns nicht Gestalten und Bewegungen zeigen könne, welche gar nicht vorhanden sind, glaube ich überzeugend auseinander gesetzt zu haben. Dafs die Möglichkeit ähnliche Gestalten durch Kunst zu machen, als in den organischen Körpern gesehen werden, kein Grund sein kann, die Existenz dieser Gestalten zu widerlegen, ist einleuchtend und dafs hinwiederum alle organische Gebilde und Theile diese ursprüngliche Gestaltungen zeigen müssen, wenn sie allgemein sein sollen, ist nothwendig und beweist eben die Wahrheit und Wirklichkeit ihres Daseins und nicht dafs ihre Erscheinung auf Täuschung beruhe. Ich glaube die mir entgegengestellten Einwürfe also gründlich gewürdigt und den Zusammenhang der von mir beschriebenen Erscheinungen in allen ihren Verhältnissen so auseinander gesetzt zu haben, dafs überall aus Gründen ihre Wahrheit klar eingesehen und die Widersprüche demnach beurtheilt und gelöst werden können, welche durch manche Thatsachen, die mir entgegengestellt sind, hervorgebracht zu werden scheinen. Dessenungeachtet bekenne ich gern, dafs ich weder meine Analyse des Lebensprozefses im Blute selbst für vollständig und unverbesserlich halte, noch die Möglichkeit bestreite, dafs durch neue Entdeckungen meine Darstellungen vervollkommnet oder widerlegt werden können; allein so lange mir nicht unzweifelhafte Thatsachen und unwiderlegliche Gründe, welche meinen Irrthum beweisen sollen, entgegengestellt werden, kann ich natürlich dasjenige nicht für falsch halten, was mir Beobachtung und vernünftige Gedanken als wahr und gewifs darstellen. Schliefslich erkenne ich mit vielem Danke besonders die Aufmerksamkeit, welche der ungenannte Rec. meiner Darstellung geschenkt hat, mit regem Interesse für Wissenschaft und ohne allen leidenschaftlichen Eifer, mit welchem man mir von andern Seiten entgegengekommen ist. Ich wünsche nur nichts mehr, als dafs Rec., wenn es sonst möglich ist, sich nennen möchte, und es wäre vielleicht möglich durch gemeinschaftliches Interesse für denselben Gegenstand, unsere scheinbar ganz entgegengesetzten Ansichten und Grundsätze durch gegenseitigen fernern Austausch der Gedanken und Beobachtungen, wenn nicht in allen, doch in einigen Punkten zu vereinigen.

Was ich hier gesagt habe, ist eben so wenig als das was ich früher geschrieben, wie Rec. zu meinen scheint, aus niederer Streitsucht oder aus bösem Willen geschehen, sondern einzig und allein um ferneren Missverständnissen und üblen Auslegungen, die in einem zu wenig umsichtigen Urtheil über das physikalische wie über das physiologische Verhältniss meiner Beobachtungen ihren Grundhaben, vorzubeugen, und eben dadurch jeden weiteren persönlichen oder Wortstreit über Dinge, die nicht zur Sache gehören, zu vermeiden. Ich habe also überall meine Gründe angeführt, welche einzig und allein aus der Sache, ohne fremde Rücksichten, genommen sind, und ich wünsche ebendadurch den Unwillen, welchen Rec. hin und wieder zeigt, zu mäſsigen oder zu versöhnen. Derselbe wird also deſswegen meine Erwiderungen nicht übel aufnehmen und ich wünsche, daſs er sie ebenso ohne Zorn lesen möge, als ich sie ohne Bosheit geschrieben habe. Ich hätte, wenn diese Absicht zu erläutern nicht mein Zweck gewesen wäre, gegen die Einwürfe gewiſs nie die Feder angesetzt, denn wie schon Linnée an Haller schrieb: Sind unsere Behauptungen wahr oder falsch, so werden sie es bleiben, wir mögen sie vertheidigt haben oder nicht. Kinder, die jetzt spielen, werden nach unserem Tode unsere Richter sein.

Fig. 1

Fig. 2

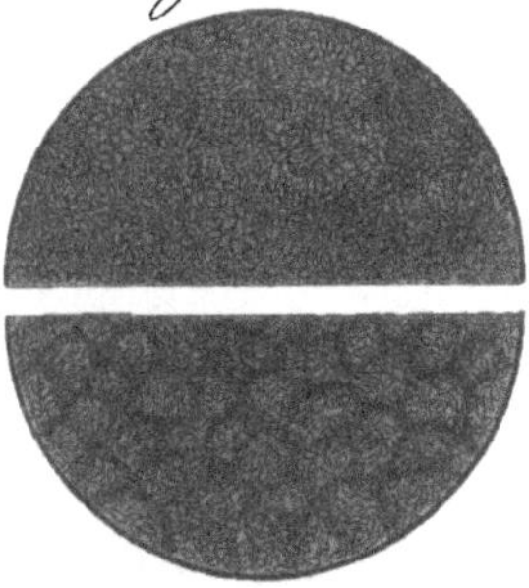

FSC
www.fsc.org
MIX
Papier | Fördert gute Waldnutzung
FSC® C083411

Zeitfracht Medien GmbH
Ferdinand-Jühlke-Straße 7
99095 Erfurt, Deutschland
produktsicherheit@kolibri360.de